Hierba buena.
El arte y la ciencia de cocinar con cannabis

Alexandra M. Rodríguez Espinoza

flamboyán

Esta edición es propiedad de Ediciones del Flamboyán.

P.O. Box 16663
San Juan, Puerto Rico, 00908
www.edicionesdelflamboyan.com
edicionesdelflamboyan@gmail.com

Diseño y maquetación: Ediciones del Flamboyán
Corrección y edición: Lucía Orsanic y Jorge Fusaro Martínez
Arte de la portada: Jorge Fusaro Martínez

I.S.B.N.: 978-1-7360195-3-5

Hecho en San Juan, Puerto Rico

Impreso en Colombia.

Este libro está dedicado a mis abuelas.
Bella, quien me enseñó a descubrir y apreciar la buena comida,
y Abi, que me enseñó a cocinarla.
Ambas eran expertas de la vieja escuela y cocinaban a ojo.

Este libro constituye mi esfuerzo por recopilar sus mejores recetas.

En Puerto Rico, solo los pacientes de cannabis medicinal, debidamente autorizados por la Oficina de Cannabis Medicinal y bajo supervisión médica, pueden consumir cannabis medicinal o productos que lo contengan.

Fuera de Puerto Rico, el estatus legal del cannabis varía por región. Por favor, coteje las leyes locales antes de preparar y/o consumir cualquiera de las recetas contenidas en este libro. No promovemos la violación de las leyes que prohíben el uso y el consumo de cannabis.

Las recetas contenidas en este libro son para el beneficio exclusivo de pacientes de cannabis medicinal. Si vive en un hogar con niños, mascotas y/o personas que no son pacientes, debe tomar las precauciones necesarias para evitar el consumo de cannabis o sus productos de forma accidental o indebida.

Los métodos para calcular potencias descriptos en este libro no son exactos y se proveen de modo aproximado, según la información que usted debe tener a su disposición. La autora no se responsabiliza por errores de cálculo ni por los efectos del consumo de comida infusionada con cannabis. Por favor, lea las advertencias y tome las precauciones necesarias antes de consumir cannabis o productos que lo contengan. Ni la autora ni la casa editorial de esta obra auspician y/o promueven el consumo ilegal de cannabis.

En sus 90 años de vida, María Consuelo nunca tocó un cigarrillo, una pipa ni se fumó un "pollo". Su primer acercamiento a la marihuana fue como paciente de cannabis medicinal, lo que representó un reto tanto para ella como para sus cuidadores. Su doctor nos advirtió que los pacientes de Alzheimer suelen tener dificultades para adaptarse a actividades nuevas, así que después de tratar sin suerte todos los productos disponibles en los dispensarios locales, decidimos hacer infusiones de cannabis para sus meriendas y comidas favoritas.

Empecé con un limber de coco y así fue como, poco a poco, día a día, pudimos integrar el cannabis medicinal en su dieta. No hay que reinventar la rueda, sino más bien adaptar recetas que pueden brindar el poder sanador del cannabis medicinal, ya sea para consumo personal ya sea para tratar la enfermedad y/o dolencias de un ser querido.

Mi abuela Abi es una orgullosa paciente de cannabis medicinal, que ha obtenido resultados positivos en su tratamiento.

Los dispensarios de Puerto Rico ofrecen una gran variedad de productos manufacturados para las diversas necesidades de los pacientes de cannabis medicinal. Sin embargo, es imposible proveer soluciones para cada caso particular; pues existen restricciones dietéticas, alérgicas y preferencias personales, que limitan el consumo de los productos disponibles en el mercado. Este libro pretende brindar una alternativa para el consumo de cannabis a través de la comida y ofrecer las herramientas necesarias para preparar recetas sin azúcar, sin lactosa, sin nueces, etc. Además, provee las bases para infusionar alimentos a fin de crear recetas y adaptarlas a sus propias necesidades, como por ejemplo, si sufre de diabetes o de la enfermedad de Crohn.

Por un lado, la flor es la forma del cannabis medicinal más asequible y económica disponible para el paciente. Con algunas recetas de este libro, puede maximizarse su rendimiento. Por otro lado, dependiendo de la cepa, la receta y la cantidad de flor requerida; usted podrá elaborar comestibles de menor potencia con respecto a los que se venden en los dispensarios. Por ejemplo, una gomita de una sola porción tiene una potencia de 25 mg., sin embargo, muchos pacientes la encuentran demasiado potente y con frecuencia pican esas gomitas en rebanadas más pequeñas para poder tolerarlas. Con este libro aprenderá a reducir o incrementar la potencia por porción. Por ejemplo, si le gustan los polvorones puede distribuir la potencia en 2 o 3 galletitas, en vez de picar una en pedazos.

Espero que disfruten este libro, que he preparado con mucho cariño y descubran los beneficios del cannabis medicinal

Este libro está dividido en varias partes.

La primera parte aborda la ciencia de la flor del cannabis, las advertencias sobre su uso y el modo de preparación en la cocina.

La segunda parte explica cómo realizar un cálculo aproximado de la potencia de la infusión del solvente (aceite, mantequilla o ingrediente infusionado escogido), la receta escogida y las porciones.

La tercera parte ofrece procedimientos para realizar las extracciones de cannabinoides de la flor a solventes portadores, denominados infusiones (como mantequilla, aceites y leches), para preparar las recetas presentadas posteriormente.

La cuarta parte contiene recetas que se sirven de las infusiones de cannabis medicinal. Utilizan ingredientes preinfusionados u otros que pueden obtenerse en un dispensario, como la miel o el chocolate.

Como dijo Carmen Aboy Valldejuli en su seminal obra *Cocina Criolla*: "La elección de los utensilios de cocina es muy importante debido, a que, usando el equipo adecuado, se simplifica el trabajo." Yo no sé cómo mis abuelas podían hacerlo a ojo, pero no me da ninguna vergüenza admitir que uso cucharas y tazas para hacer medidas precisas en mi cocina.

Para hacer las extracciones con flor de cannabis es muy importante ser lo más preciso posible; por eso recomendamos el uso de una báscula. Muchos dispensarios venden el tipo de básculas necesarias para pesar la flor adecuadamente. Aunque los dispensarios entregan las flores en un envase etiquetado que indica el peso, es posible que haya discrepancias, ocasionadas por el paso del tiempo o el almacenamiento. Esos dos gramos que compró la semana pasada ahora son 1.6 gramos.

Recomendamos tener siempre a la mano:

» Báscula

» Amoladora (*grinder*)

» Juego de cucharas medidoras

» Juego de tazas medidoras

» Caldera doble (*double broiler*) para baño de María

» Coladores o filtros de café (como la antigua media) para separar el material vegetal de cannabis de los solventes

» Microondas

» Estufa

» Ollas de tres tamaños: pequeña, mediana y grande

» Bandejas de hornear

» Batidora

» Licuadora

» Termómetro de cocinar

» Calculadora
» Tablas de conversiones y equivalencias de medidas
» Jarras de vidrio o contenedores al vacío para almacenar infusiones
» Etiquetas o un *sharpie* para anotar información importante, como la potencia de la infusión y la fecha de cocción.

Primera parte:
La ciencia de cocinar con cannabis medicinal

Cocinar es una ciencia. Cocinar con cannabis medicinal le añade varios niveles de complejidad. Lo más importante al infusionar un plato o sustancia es la potencia del efecto psicoactivo del THC, tanto en el plato entero como en la porción. ¿Por qué? Porque el efecto psicoactivo del cannabis perjudica el rendimiento cognitivo y psicomotor de la persona que lo consume. Para poder tener una experiencia controlada y sentir el efecto deseado de forma segura, es necesario considerar tres factores:

Dosis	Potencia	Modo de administración

Estos elementos afectan la intensidad, el tiempo en el que una persona comienza a sentir los efectos y su duración. Sin embargo, estos valores varían si la persona lo inhala o come el cannabis. Esto se debe a que los cannabinoides, los principales responsables de causar efectos psicoactivos, delta 9 tetrahidrocannabinol (Δ9THC), llega al cerebro de maneras distintas dependiendo de la forma de consumo.

Cuando una persona inhala cannabis, los cannabinoides y el Δ9THC son absorbidos por los pulmones y llevados por el torrente sanguíneo directamente al cerebro. El Δ9THC llega al cerebro sin haber sido metabolizado por el cuerpo previamente. En cambio, cuando se consume a través de productos comestibles, los cannabinoides y el Δ9THC transitan por el sistema digestivo y son metabolizados. Cuando llegan al hígado, el Δ9THC sufre un leve cambio químico y se convierte en 11-hydroxi-THC. El compuesto 11-hydroxi-THC tiene la capacidad de cruzar la barrera hematoencefálica mucho más rápida y eficientemente que el Δ9THC. La barrera hematoencefálica es el borde semipermeable que separa la sangre circulante del cerebro y el fluido extracelular en el sistema nervioso central.[1] Los cannabinoides deben cruzar la barrera hematoencefálica para ser absorbidos por el cerebro, pero el 11-hydroxi-THC cruza esa barrera de forma óptima y en mayor cantidad que el Δ9THC. Esto significa una sensación psicoactiva más intensa y duradera.

A diferencia de la inhalación, el cannabis comestible, puede tomar hasta dos horas para manifestar sus efectos, dependiendo del proceso digestivo de cada persona. Esto dificulta saber si se ha consumido más de lo que se puede tolerar. Por el contrario, en la inhalación el efecto se siente más rápido, al cabo de unos minutos, de modo que el riesgo de sobredosis resulta menor.

1 Earleywine Mitch, *Understanding Marijuana, a New Look at the Scientific Evidence,* Oxford University Press, 2002.

Ciertamente, una persona que come una galleta o un *brownie* de cannabis por primera vez, piensa que no le está haciendo efecto si no lo siente en menos de una hora y decida comer una segunda porción. En estos casos, es habitual la sobredosis aunque nadie se ha muerto por una sobredosis de cannabis.[2]

Los incidentes más comunes de sobredosis de cannabis son protagonizados por personas sin experiencia en su consumo.[3] Los síntomas incluyen los mismos efectos típicos del consumo de la marihuana, pero más agudos o intensos: confusión extrema, ansiedad, paranoia, pánico, taquicardia, delirios, alucinaciones, aumento de la presión arterial y náuseas o vómitos.[4] Estos síntomas deben aliviarse luego de varias horas, una vez que el cuerpo termine de metabolizar y eliminar el cannabis del sistema. Los remedios caseros para superar una sobredosis o efectos negativos incluyen darse una ducha con agua fría, y comer alimentos altos en grasa y frutas cítricas como chinas, toronjas, limones o sus jugos.

Es importante estar en un ambiente seguro y no operar vehículos de motor, maquinaria pesada ni llevar a cabo labores o responsabilidades de alto riesgo durante el transcurso de los efectos psicoactivos. De igual forma, es aconsejable aclimatarse a los efectos psicoactivos poco a poco, con dosis bajas. Recuerde que el cuerpo y la mente pueden crear tolerencia con el paso del tiempo.

---

2 Las sobredosis ocurren y son relativamente comunes, pero no ocasionan la muerte directamente. Las muertes relacionadas con el consumo de marihuana, por lo general, ocurren por razones secundarias, como el manejo de vehículos bajo los efectos psicoactivos del cannabis, una caída o un envenenamiento con otras sustancias.

3 Si usted o alguien bajo su cuidado experimenta una sobredosis o ingestión accidental, contacte a su médico inmediatamente. No tenga miedo de acudir a una sala de emergencias.

4 https://www.cdc.gov/marijuana/faqs/overdose-bad-reaction.html (15-01-21).

En Puerto Rico, la Junta Reglamentadora de Cannabis Medicinal ha autorizado los siguientes métodos de administración:

1. Tabletas/cápsulas
2. Gotas orales/tinturas
3. Inhaladores orales
4. Cremas, tópicos o ungüentos
5. Vaporización de flor, *trim* o concentrado de cannabis medicinal
6. Supositorios
7. Parches transdérmicos
8. Productos comestibles
9. Productos concentrados comestibles.

Dichos métodos pueden dividirse en cuatro clasificaciones, las cuales se distinguen por su eficiencia e inmediatez de los efectos[5]:

1. INHALACIÓN	2. GOTAS SUBLINGUALES	3. INGESTIÓN ORAL	4. ABSORCIÓN TRANSDÉRMICA
Vaporización de la flor Vaporización de concentrados Inhaladores orales		Comestibles Tabletas o cápsulas Tinturas	Parches Supositorios Cremas y tópicos

5 http://www.drugpolicy.org/drug-facts/10-facts-about-marijuana/how-marijuana-consumed (15-01-21)

1. Inhalación: Es el método más rápido, usado por la mayoría de los pacientes de cannabis. La mayoría de los cannabinoides ingresan al cuerpo a través de los pulmones, donde pasan directamente al torrente sanguíneo y el efecto se percibe casi instantáneamente, tal como el uso de un inhalador para un ataque de asma. En un estudio publicado en el 2007, en el *Journal of Chemistry and Biodiversity*, se observó que los sujetos que consumian cannabis por inhalación sentían los primeros efectos en cuestión de minutos y los efectos mayores alrededor de una hora después, en un marco temporal de aproximadante dos horas. Otro beneficio de la inhalación es la capacidad de medir fácilmente la dosis y la potencia. Es importante tener en cuenta que la tolerancia y la experiencia son factores a considerar cuando evaluamos el control de dosis y potencias.
    a. Inicio de efecto: Inmediato
    b. Duración: 1 - 2 horas

2. Gotas sublinguales: El cannabis también puede ingresar al torrente sanguíneo cuando se coloca debajo de la lengua, donde hay una gran cantidad de vasos sanguíneos que absorben los cannabinoides. Ejemplos comunes de este tipo de productos incluyen tiras solubles, aerosoles sublinguales, pastillas y tinturas medicinales.
    a. Inicio de efecto: Inmediato - 1 hora
    b. Duración: 1 - 2 horas

3. Ingestión oral: Es más lenta pero sus efectos son más fuertes y duraderos porque el 100% del cannabis es absorbido por el cuerpo, por tanto, suele ser el método preferencial de las personas con dolores crónicos. Aquellos que consumen marihuana por vía oral generalmente informan que sienten los efectos en un lapso de treinta a sesenta minutos, con resultados mayores cerca de las dos horas, tiempo que puede extenderse hasta las seis horas de duración.
    a. Inicio de efecto: 1 - 2 horas
    b. Duración: 4 - 6 horas

4. Absorción transdérmica: Incluye lociones, ungüentos, sales de baño y aceites que se aplican en la piel. Los cannabinoides penetran en la piel y trabajan para reducir el dolor y

la inflamación. Este método es muy popular entre los pacientes de edad avanzada porque funciona bien en el dolor localizado (como el de la artritis) y no es psicoactivo. Si bien no se ha estudiado ampliamente, hay investigaciones que muestran que la aplicación tópica de cannabinoides tiene un inicio de acción en cuestión de minutos a nivel local (es decir, cremas y bálsamos aplicados directamente en una articulación), con una duración de una a dos horas. Las personas que usaron parches informaron el inicio de acción dentro de las dos horas y la duración del efecto por más de dos días. Además, la aplicación tópica de marihuana no permite que una cantidad significativa de cannabinoides llegue al cerebro y, por lo tanto, es poco probable que cause intoxicación.

a. Inicio de efecto: Varios minutos a 1 hora

b. Duración: hasta 2 días

Como podemos ver, la ingestión de cannabis medicinal es la manera en la que el paciente tiene menor control sobre los efectos y las dosis. Es necesario estar informado para tener mayor control y disfrutar de los comestibles de manera segura y saludable, minimizando los efectos adversos. Para ello, recomendiendo considerar los siguientes puntos:

» Comience con dosis pequeñas y con potencias bajas hasta que se aclimate a los efectos y reconozca sus propios límites.

» El CBD contrarresta los efectos psicoactivos del THC; comience con cepas que tengan ambos cannabinoides o mezcle cepas altas en THC con cepas altas en CBD.

» En caso de un *badtrip* o sentido de paranoia, tome CBD o frutas cítricas para contrarrestar los efectos.

» No coma infusiones de cannabis con un estómago vacío. Ingiera comida regular antes de medicarse.

» No combine cannabis con alcohol u otras sustancias que perjudiquen el rendimiento cognitivo.

» No conduzca bajo los efectos del cannabis.

La flor de cannabis que usted y yo compramos en los dispensarios no contiene casi THC ni CBD.Las plantas de cannabis, en realidad, no producen ni THC ni CBD sino sus formas ácidas alternativas, conocidas como THCA y CBDA (ácido tetrahidrocannabinólico y ácido cannabidiólico). Podemos convertir el THC-A en THC (y el CBD-A en CBD) mediante el procedimiento de *descarburación*, que consiste en exponer el cannabis a una fuente de calor durante un período determinado. Este proceso transforma y activa los cannabinoides a un estado útil para un uso eficaz.

Es importante descarburar porque solo los compuestos THC y CBD, y no sus contrapartes ácidas, se unen a los receptores de cannabinoides dentro del cuerpo humano para crear los efectos terapéuticos deseados.

Con la excepción de la flor, todos los productos que se venden en un dispensario fueron descarburados previamente. Por lo general, la flor pasa primero por una fuente de calor antes de consumirse.

La descarburación es una reacción química que elimina un grupo carboxilo y libera dióxido de carbono (CO2). Generalmente, el término descarburación se refiere a una reacción de ácidos carboxílicos, que eliminan un átomo de carbono de una cadena de carbono.

Todos los cannabinoides contenidos en las flores de cannabis crudas tienen un anillo o grupo de carboxilo adicional (COOH) unido a su cadena, por lo que la descarburación funciona en beneficio de todos los cannabinoides presentes en la flor.

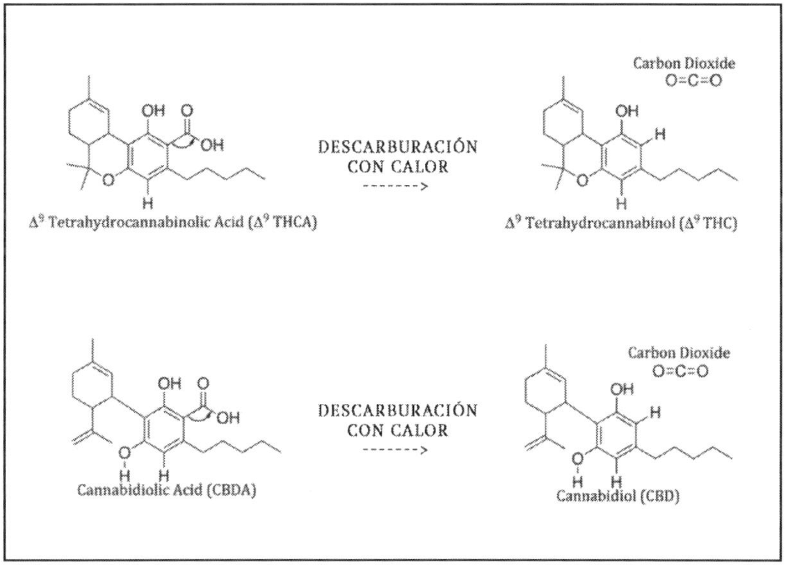

Si un paciente ingiere la flor cruda es muy probable que experimente muy pocos efectos o beneficios terapéuticos del THCA o CBDA de la planta. Por esta razón es importante descarburar el cannabis y convertir los cannabinoides de su forma acídica a su forma base.

El tiempo y el calor son los dos factores principales que causan la descarburación. Esta es la razón por la cual algunas flores crudas dan positivo en las pruebas de laboratorio para detectar potencia de THC, aunque el THC-A sea mucho más frecuente.

Cuando el cannabis se fuma[6] o vaporiza, la descarburación ocurre naturalmente debido al calor de la llama o el elemento calefactor del vaporizador. De hecho, descarburar flores antes de vaporizar aumenta su potencia. En algunos estados donde se permite el uso de cannabis medicinal el término "activar el cannabis" significa descarburación.

Es muy importante controlar la temperatura durante el procedimiento, para evitar que los cannabinoides lleguen a sus puntos de ebullición y se pierdan al evaporarse. El máximo permitido durante el proceso de descarburación es 250˚F.

A continuación, una tabla de lo que ocurre con la flor de cannabis cuando se expone a distintas temperaturas:

Temperatura aproximada	**Tiempo**	**Resultado**
220˚F	Al menos 30 minutos	THCA → THC CBGA → CBG
250˚F	Al menos 1 hora	CBDA → CBD
315˚F	Instantáneo	Punto de ebullición de Δ9 THC
350˚F	Instantáneo	Punto de ebullición de CBD
451˚F	Instantáneo	Combustión y/o pirólisis

6 En Puerto Rico está prohibido fumar cannabis medicinal. Se incluye esta nota porque en otros estados es el método de consumo más común.

Consulte 10 fuentes distintas y encontrará 10 métodos diferentes sobre cómo descarburar su cannabis. Como la mayoría de las cosas relacionadas con el cannabis, no hay una única respuesta. Por ejemplo, la cantidad de humedad de su(s) flor(es) puede afectar significativamente el tiempo necesario para el proceso. La descarburación de CBD-A toma más tiempo que la descarburación de THC-A.

La siguiente técnica ofrece un balance de temperatura y tiempo, para cocinar con cannabis.

<table>
<tr><th colspan="2">Descarburación del cannabis</th></tr>
<tr><td>Equipo

» Horno
» Molde para hornear
» Papel de aluminio</td><td>Ingredientes

» Flor de cannabis</td></tr>
<tr><td colspan="2">Procedimiento

» Precalentar el horno a una temperatura de 235˚F.
» Triturar la flor de cannabis.
» Cubrir el molde para hornear con papel de aluminio y colocar el cannabis adentro.
» Cubrirlo con papel de aluminio.
» Hornear por 55 minutos.</td></tr>
</table>

Como mencioné anteriormente, descarburar libera todo el potencial medicinal de los cannabinoides; incluyendo el CBD, CBN y CBG, entre otros. Por eso, recomendamos siempre descarburar antes de cocinar. Todas las recetas contenidas en este libro están preparadas con cannabis descarburado, por lo que el cálculo de dosis y potencia toma en cuenta dicho proceso.

Sin embargo, si usted desea realizar estas recetas sin descarburar, tenga en mente que las dosis y las potencias serán diferentes, al igual que los efectos.

La descarburación es un proceso relativamente nuevo y los entusiastas del cannabis han cocinado recetas de infusión sin descarburar durante mucho tiempo con buenos resultados.

Segunda parte:
Cálculo de potencia por porción

Hay muchos factores que pueden afectar la potencia de la infusión: la temperatura y la potencia del horno o del microondas, la temperatura y la humedad de la cocina donde se lleva a cabo la cocción, los posibles errores de cálculo, la pérdida de cannabinoides por vaporización, los factores ambientales, entre otros. Además, cuando se hacen infusiones caseras es imposible saber la potencia exacta, a menos que se realicen pruebas de laboratorio con el producto.[7]

El procedimiento para estimar la potencia que detallaré a continuación es aproximado. Sin embargo, es posible tener en cuenta algunas sugerencias para ser más precisos en los resultados:

- Verifique la etiqueta de la flor antes de hacer la extracción. Algunos dispensarios solamente identifican THC, mientras que otros señalan THCA. Si ve un porcentaje de THCA debe hacer el cálculo de conversión a THC, luego de descarburar.
- Mida con cuidado. Utilice tazas de medir, llénelas y nivele con precisión.
- Mezcle bien hasta que esté seguro de que la masa es perfectamente homogénea, y luego revuelva un poco más. De esta manera, minimiza el riesgo de que unas porciones tengan mayor o menor potencia que otras.
- Haga porciones uniformes. Corte en partes iguales; use una balanza de cocina para pesar los trozos de masa.
- Sepa que habrá variantes entre las distintas preparaciones.

Hacer el cálculo del estimado de potencia parece complejo pero no lo es, solo requiere un poco de aritmética. Para calcular necesitamos la siguiente información:

1. Cantidad de flor que utilizaremos (en gramos)
2. Potencia de la flor antes de descarburar (conforme su etiquetado)
3. Potencia de la flor después de descarburar
4. Sustancia que infusionaremos y su eficiencia
5. La masa total de la receta, incluyendo la sustancia infusionada (para calcular potencia por porción)

7 De hecho, es tan difícil calcular exactamente la potencia de las infusiones que el Reglamento 9038 permite que los productos infusionados que se venden en los dispensarios tengan una variación de hasta un 15% de lo que indica la etiqueta. Esto significa que si usted compra una galleta cuya etiqueta dice que tiene 20 mg. de potencia, en realidad esa galleta puede tener una potencia de entre 17 mg. y 23 mg.

Siempre que usted compre flor de cannabis medicinal en Puerto Rico, el dispensario tiene que entregársela en un contenedor, con una etiqueta que indique: la cantidad de flor en gramos y la potencia de la cepa expresada en THC y CBD[8], como porcentaje de cannabinoides por peso.

Harvest date: 09-12-2021
Golly Blue Haze Flower
Net weight: 1.00 g
Potency Analysis: THC 0.420, THCA 23.320
CBD 00, CBDA 0.170, CBN 00
Total: 26.430

Es muy común que una etiqueta de flor contenga los porcentajes de THC y de THCA. Para ajustar su cálculo de potencia, convierta el porcentaje del THC en miligramos y súmelo al THC luego del cálculo de descarburación descrito en el segundo paso.

La mayoría de las cepas que usted encontrará en el dispensario tienen una potencia de entre 15% y 20% de THC. A modo de ejemplo, utilizaremos 1 gramo de flor de cannabis con una potencia de 20% de THCA, según su etiqueta. Para sacar la cantidad de THC en su flor, debe convertir ese porcentaje en miligramos.

» 1 gramo = 1000 miligramos (mg.)

Luego, dependiendo de la potencia, debe calcular el porcentaje de esos 1000 miligramos:

» 10% de 1000 = 100

» 15% de 1000 = 150

» 17.5% de 1000 = 175

» 20% de 1000 = 200

Por lo tanto, una flor de cannabis con un 20% de THCA contiene 200 mg. de THCA por gramo.

8 Reglamento 9038, Art. 106D.

La descarburación tiene una conversión de 0.88[9] (88%). Esto significa que en condiciones perfectas y sin variables, el proceso de descarburación debe convertir 88% del THCA presente en la flor a THC.

Es importante calcular la conversión de descarburación luego de haber calculado la potencia de la flor cruda en miligramos, y recuerde que el resultado será en THC.

- (Potencia de flor en THCA) x (descarburación) = mg. de THC por gramo

Veamos nuestro ejemplo de 1 gramo de flor con 20% de potencia:

- 200 mg. (0.88) = 176 mg. de THC por gramo

Esto quiere decir que al descarburar la flor que inicialmente tenía 200 mg. de THCA por gramo, quedamos con una flor que tiene 176 mg. de THC por gramo. De igual forma, por cada gramo de flor descarburada, añadimos 176 mg. a la infusión.

Si por casualidad la etiqueta de la cepa que va a utilizar dice que la flor contiene THCA y THC, ahora es el momento de añadir el THC a su conversión.

- (THCA x descarburación 0.88) + (THC presente en flor) = mg. de THC por gramo

Sigamos el mismo ejemplo de la cepa que tiene 20% de THCA, pero ahora digamos que también tiene 5% de THC.

- 5% de 1000 = 50

Luego de la descarburación sabemos que la cepa contendrá 176 mg. de THC adicional por gramo. Por lo tanto, nuestra cepa de 20% THCA y 5% THC tendrá alrededor de 226 mg. de THC por gramo.

9 https://www.leafly.ca/news/science-tech/dosing-homemade-cannabis-edibles-why-its-nearly-impossible-to-cal (15-01-21)

Es importante tomar en cuenta la eficiencia del tipo de solvente, pues nos permitirá hacer un estimado de la potencia de la infusión. Para llevar a cabo una infusión a un comestible, debemos extraer los cannabinoides y terpenos de las matrices de las plantas (la flor) usando un solvente portador. Debido a que los cannabinoides son liposolubles[10], es lógico utilizar grasas o aceites que, por lo general, son fáciles de infusionar, como la mantequilla, que constituye una base esencial en la cocina.

La eficiencia de extracción utilizando este método difiere por la cantidad de grasa saturada en el solvente. Cuanto más altos sean los niveles de saturación, más fácil será que la grasa absorba el THC y otros cannabinoides que se encuentran en el cannabis. El aceite de coco está compuesto por un 90% de grasa saturada, mientras que el de oliva solo por un 15%. Mayor nivel de grasa significa una mayor eficiencia de extracción. Si bien la mantequilla y el aceite de oliva funcionan, los comestibles hechos con aceite de coco crean productos más potentes y saludables. La eficiencia aproximada de solventes comunes en la cocina es la siguiente:

1. Mantequilla: 40% - 60%[11]
2. Aceite de coco: 60%
3. Aceite de oliva: 60%[12]
4. *Simple syrup*: 50%

Si usted no sabe cuál es la eficiencia aproximada del solvente que está utilizando (como por ejemplo, la leche de soja), asuma que es de un 70% (60% en calidad de promedio + 10% considerando un margen de error). En cuanto al cálculo de la dosis de comestible con cannabis, es recomendable sobrestimar la potencia y prepararse para un *brownie* más fuerte.

Para calcular la eficiencia de nuestra infusión, utilizaremos la siguiente fórmula:

» (Cantidad de THC en mg.) x (Eficiencia de extracción) = THC en infusión

» 176 mg. x 0.6 = 105.6 mg.

Ejemplo del gramo de flor descarburada que contiene 176 mg. de THC con una taza de aceite de coco: 176mg x 0.6 = 105.6. Esto significa que luego de llevar a cabo la infusión, la taza de aceite de coco tendrá una potencia aproximada de 105.6 mg de THC.

10 Se llama liposolubles a las sustancias solubles en grasas, aceites y otros solventes orgánicos.
11 https://www.leafly.com/news/science-tech/dosing-homemade-cannabis-edibles-why-its-nearly-impossible-to-cal (15-01-21)
12 https://www.ncbi.nlm.nih.gov/pubmed/29189144 (15-01-21)

Para calcular la dosis por porción debemos primero calcular la potencia total de la receta, la cual será igual a la del ingrediente infusionado que añadimos previamente. Hagamos un ejercicio con una receta sumamente simple: *brownies* de cajita. Vamos a sustituir el aceite vegetal por aceite de coco infusionado con cannabis, preparado con antelación.

La cajita dice que debemos utilizar 1/4 de taza de aceite, pero cuando nosotros hicimos nuestra infusión de aceite de coco, utilizamos 3 gramos de flor *King Kong*, con 20% de THC para infusionar 2 tazas de aceite de coco (20% de 1000 = 200 mg.).

» Como usamos 3 gramos: 200 mg. x 3 = 600 mg.

» Descarburamos la flor: 600 mg. x 0.88 = 528 mg.

» Infusionamos el aceite de coco a 60% de eficiencia: 528 mg. x 0.6 = 316.8 mg.

Si utilizamos las dos tazas la potencia total sería de 316.8 mg. de THC (158.4 mg. por cada taza). Dado que la receta requiere 1/4 de taza de aceite, calculamos:

» 158.4 mg. / 4 partes = 39.6 mg.

» Un cuarto de taza de la infusión de aceite de coco tiene 39.6 mg. de THC

Es una buena idea preparar una infusión de una o dos tazas de aceite o mantequilla y utilizar porciones para hacer distintas recetas. Recomiendo anotar en alguna etiqueta el cálculo de la potencia de la infusión y colocarla en el contenedor donde se almacene la infusión.

La cajita dice que la mezcla da para un molde de *brownies* de 8" por 8". Si picamos esos *brownies* en 16 pedazos obtendremos la siguiente potencia por porción: 39.6 mg. / 16 = 2.475 o 2.5 mg.

De más esta decir que una vez cocinados, puede cortarlos como guste y hacer el cálculo correspondiente por porción.

1. **Ajustar la cantidad de flor**

Para ajustar la potencia de su receta final, añada o disminuya la cantidad de flor en su infusión.

Tomemos el ejemplo de una infusión de una taza de aceite de coco con flor de 20% de potencia, utilizada en su totalidad, equivalente a 24 porciones:

1 gr. con 200 mg. THCA x 0.88 descarburación = 176 mg. de THC.

» 176 mg. x 0.6 eficiencia de extracción = 105.6 mg. THC de infusión.

» 105.6 mg. / 24 porciones = 4.4 mg. de THC por porción.

3 gr. con 600 mg. THCA x 0.88 descarburación = 528 mg. de THC.

- 528 mg. x 0.6 eficiencia de extracción = 316.8 mg. THC de infusión.
- 316.8 mg. / 24 porciones = 13.2 mg. de THC por porción.

7 gr. con 1400 mg. THCA x 0.88 descarburación = 1,232 mg. de THC.

- 1,232 mg. x 0.6 eficiencia de extracción = 739.2 mg. THC de infusión.
- 739.2 / 24 porciones = 30.8 mg. de THC por porción.

2. **Ajustar la potencia de la flor**

También puede utilizar una flor con menor potencia. En Puerto Rico, los dispensarios ofrecen diversas cepas con grados variables, que van desde un 5% hasta un 30% de THC. Sin embargo, no recomendamos cocinar con cepas cuya potencia sea mayor al 25% de THC; en esos casos, es mejor vaporizar la flor para aprovechar su alta potencia.

Las recetas contenidas en este libro pueden prepararse con cepas altas en CBD como *Cherry Wine*, *Harlequin* y *Guava Jelly,* entre otras. Estas contienen menos de un 10% de THC y por lo tanto, no provocarán un efecto psicoactivo notable debido a su contenido limitado de THC y THCA. Para sentir el efecto psicoactivo del THC en un comestible, se debe ingerir entre 3 y 5 mg. en una misma dosis (porción).

3. **Ajustar la potencia de la flor mezclando distintas cepas**

Otra forma de ajustar la potencia es mezclar cepas altas en THC y THCA, con otras altas en CBD y CBDA, lo que se conoce coloquialmente como, "hacer una ensalada". Los expertos en terapia con cannabis recomiendan el uso de todas las partes de la planta para el efecto sequito[13], además, se ha descubierto que el CBD contrarresta los efectos psicoactivos del THC[14].

4. **Ajustar la cantidad del solvente utilizado en la infusión**

A mayor cantidad de solvente, menor potencia y viceversa. Veamos un ejemplo:

» Si preparamos una infusión de 2 tazas de aceite de coco con 320 mg., cada cuarto de taza tendrá una potencia de 40 mg. Los *brownies* de cajita tendrán una potencia de entre 2.5 mg. y 4.5 mg., dependiendo de la porción.

» Si preparamos una infusión de 1 taza de aceite de coco con 320 mg., cada cuarto de taza tendrá una potencia de 80 mg. Los *brownies* de cajita tendrán una potencia de entre 5 mg. y 9 mg., dependiendo de la porción.

5. **Ajustar la cantidad del ingrediente infusionado en la receta y complementarlo con porciones sin infusionar.**

Si la receta original le resulta muy fuerte intente prepararla añadiendo ingredientes no infusionados. Por ejemplo, si la receta indica 1 taza de mantequilla, use ½ taza de mantequilla infusionada y ½ taza de mantequilla regular.

13 Russo, Ethan B. "Taming THC: potential cannabis synergy and phytocannabinoid-terpenoid entourage effects." *British journal of pharmacology,* Vol. 163,7 (2011): 1344-64.

14 Michelle Murphy, *et al.* "Chronic Adolescent Δ9-Tetrahydrocannabinol Treatment of Male Mice Leads to Long-Term Cognitive and Behavioral Dysfunction, Which Are Prevented by Concurrent Cannabidiol Treatment." *Cannabis and Cannabinoid Research,* 2017; 2 (1): 235 DOI: 10.1089/can.2017.0034. Véase también: https://www.wired.com/story/cannabis-science-entourage-effect/ (25-01-21).

Utilice el siguiente resumen como referencia:

Tenemos 1 gramo de flor con 20% de THCA y 5% de THC para una receta con infusión en aceite de coco que rinde 24 porciones:

Primer paso: calcular la potencia de la flor en miligramos de THCA y THC

» 1 gr = 1000 mg.

» 20% de 1000 mg. = 200 mg. de THCA

» 5% de 1000 mg. = 50 mg. de THC

Segundo paso: calcular eficiencia de descarburación y añadir resultado al THC preexistente

» 200 mg. de THCA x 0.88 descarburación = 176 mg. de THC

» 176 mg. de THC + 50 mg. de THC preexistente = 226 mg. de THC total

Tercer paso: calcular la eficiencia de la extracción

» 226 mg. de THC x 0.6 de eficiencia de la extracción = 135.6 mg. de THC en la infusión

Cuarto paso: calcular potencia por porción

» 135.6 mg. de THC en la infusión / 24 porciones = 5.6 mg. de THC por porción.

Tercera parte:
Elementos esenciales de la cocina con cannabis

Toda receta de comestible con cannabis contenida en este libro utiliza mantequilla, aceites o lácteos como solvente portador de los cannabinoides. Las infusiones que describiremos a continuación son fáciles de hacer, requieren solamente un conocimiento básico de la cocina y utilizan ingredientes seguros para el consumo humano.

Ingredientes

- » ½ taza de mantequilla (1 barra = 113 gr.)
- » Flor de cannabis medicinal descarburada

Equipo

- » Estufa eléctrica
- » Olla pequeña
- » Colador o estopilla
- » Alternativa: *Mason jar* mediano o grande

Instrucciones

- » Colocar la mantequilla en una olla pequeña y derretir a fuego mediano.
- » Añadir el cannabis descarburado y cocinar por 10 minutos, con cuidado de no quemar ni hervir la mantequilla.
- » Bajar a fuego lento y cocinar por 45 minutos con cuidado de no quemar.
- » Colar para separar el material vegetal de la mantequilla.
- » Dura 3 semanas en la nevera y 6 meses en el congelador.

> También puede hacer la mantequilla a baño de maría. Para ello, coloque la mantequilla y el cannabis dentro de un *mason jar* y cocine a fuego lento por 4 horas. Al finalizar, colar y refrigerar.

Recomendamos utilizar aceite de coco para las infusiones porque absorbe los cannabinoides de manera óptima. No obstante, se pueden utilizar los siguientes:

1. Aceite de coco
2. Aceite de oliva
3. Aceite vegetal
4. Aceite de aguacate
5. Aceite de canola
6. Aceite de maíz
7. Aceite de girasol
8. Aceite de almendra
9. Aceite de maní
10. Aceite de lino
11. Otros

INGREDIENTES

» 1 taza de aceite (180 - 190 gr.)
» Flor de cannabis medicinal descarburada

EQUIPO

» Estufa eléctrica
» Olla mediana o grande
» Olla pequeña
» Colador o estopilla
» *Mason jar* o jarrón de vidrio

Instrucciones

- Colocar el aceite de coco y el cannabis a baño de maría.
- Ajustar la temperatura a fuego lento y cocinar por 4-5 horas.
- Colar para separar el material vegetal del aceite.
- Dura 3 semanas en la nevera y 6 meses en el congelador.

Trucos y recomendaciones

- La temperatura no debe exceder 245°F. Utilice fuego medio-bajo y termómetro.
- Mientras más tiempo dure el baño de maría, más eficiente será la extracción.
- Para minimizar la cantidad de flor al momento de colar, utilice una media de colar café, de esas que usaban las abuelas de antaño.
- Recomendamos un *mason jar* o jarrón de vidrio como contenedor para almacenar el aceite.

Ingredientes

» Flor de cannabis medicinal descarburada
» 2 latas de leche de coco (13.5 oz. x 2 latas = 27 oz.)

Equipo

» Estufa eléctrica
» Olla grande

Instrucciones

» En una olla grande mezclar dos latas de leche de coco con el cannabis descarburado.
» Calentar a fuego medio alto por 10 minutos con cuidado de que no hierva.
» Tapar la olla y poner a fuego lento por 60 minutos.
» Colar, remover el cannabis y dejar la leche enfriar.
» Dura 6 días en la nevera y 3 meses en el congelador.

Existen productos de miel infusionada con cannabis en el mercado de Puerto Rico. Sin embargo, es casi imposible calcular la potencia exacta sin pruebas de laboratorio.

No encontré fuentes que informaran sobre la infusión con miel, por lo tanto, aconsejo sobrestimar la potencia a 90% de la eficiencia.

INGREDIENTES

» Flor de cannabis descarburada

» 2 tazas de miel

EQUIPO

» Olla de cocción lenta (*slow cooker* o *crockpot*)

» Cuerda

» Jarrón de vidrio o *mason Jar*

» Gasa (*cheese cloth*), estopilla o filtro de café

INSTRUCCIONES

» Envolver el cannabis en la gasa o el filtro de café y átelo con un hilo pequeño haciendo una bolsita y colocar la bolsita dentro del frasco de vidrio.

» Verter 2 tazas de miel dentro del frasco de vidrio y hacer que la bolsita quede sumergida en la miel.

» Colocar el frasco de vidrio dentro de la olla de cocción lenta.

» Verter suficiente agua en la olla para que toda la miel quede sumergida por el agua que rodea el frasco.

» Tapar la olla a fuego lento y cocinar durante 8 horas.

» Cuando la miel esté fría, retirar la bolsita.

» Almacenar en el refrigerador, en un frasco de vidrio.

INGREDIENTES

» Flor de cannabis medicinal descarburada

» 1 ½ taza de azúcar

» 1 ½ taza de agua filtrada

» 23 ml. de glicerina vegetal

EQUIPO

» Cacerola y cuchara

» Colador, gasa (*cheese cloth*), estopilla o filtro de café

INSTRUCCIONES

» Hervir el agua.

» Añadir el azúcar mientras se agita para disolver.

» Añadir el cannabis descarburado y revolver suavemente.

» Cubrir y reducir el calor a fuego lento por 30 minutos.

» Añadir la glicerina vegetal reducir el fuego al mínimo y cocinar por 10 minutos.

» Apagar el fuego y dejar que la mezcla se enfríe.

» Colar la mezcla y dejarla reposar durante unos 30 minutos. Exprimir los sólidos en el filtro para extraer hasta la última gota del jarabe y descartar el material vegetal

» Dura 6 días en la nevera y 3 meses en el congelador.

Ingredientes

- » Flor de cannabis medicinal descarburada
- » 2 tazas de leche entera (*whole milk*) o crema espesa

Equipo

- » Estufa eléctrica
- » Olla grande

Instrucciones

- » Mezclar 2 latas de leche o crema espesa con el cannabis descarburado.
- » Calentar a fuego medio-alto por 10 minutos.
- » Tapar la olla y poner en fuego lento por 60 minutos adicionales.
- » Colar, remover cannabis y dejar enfriar la leche.
- » Dura 5 días en la nevera después de la fecha de venta (*sell by date*) y 3 meses en el congelador.

Aquellas personas intolerantes a la lactosa pueden sustituir la leche de vaca por leches vegetales, como la de soja o la de almendra. La clave para poder infusionar estas alternativas es que el producto seleccionado contenga lecitina o grasa; teniendo en cuenta que a mayor porcentaje de grasa mayor eficiencia en la extracción. Consideremos lo siguiente:

» La leche de vaca entera contiene alrededor de 9 gr. de grasa por taza

» La leche de almendra, 6 gr. de grasa por taza

» La leche de vaca de 2%, 5 gr. de grasa por taza

» La leche de soya, 4.3 gr. de grasa por taza

» La leche de coco, 3.6 gr. de grasa por taza

INGREDIENTES

» Flor de cannabis medicinal descarburada

» 2 tazas de sustituto de leche

EQUIPO

» Estufa eléctrica

» Olla grande

INSTRUCCIONES

» Mezclar dos latas de sustituto de leche con el cannabis descarburado.

» Calentar en fuego medio-alto durante 10 minutos con cuidado de no hervir.

» Tapar la olla y poner en fuego lento por al menos 2 horas.

» Colar, remover el cannabis y dejar la enfriar la leche.

» Dura 5 días en la nevera después de la fecha de venta (*sell by date*) y 3 meses en el congelador.

La variedad de productos infusionados con cannabis medicinal disponibles en los dispensarios de Puerto Rico crece todos los días. Estos se pueden utilizar como ingredientes para algunas de las recetas contenidas en este libro.

- gomitas
- barras de chocolate
- aceite de oliva
- paletas
- galletas
- *brownies*
- miel
- crema de avellanas endulzada con chocolate
- mantequilla de maní
- tinturas
- otros

Al utilizar productos de infusión comprados en un dispensario es mucho más fácil estimar la potencia de cualquier receta que se prepare, pues el detalle aparecerá en la etiqueta correspondiente.

Cuarta parte:
Recetas para cocinar con cannabis

I. Recetas fáciles

INGREDIENTES

- » ½ taza de mezcla de bizcocho de especias (*Spice Cake Mix*)
- » 1 cucharada de mantequilla infusionada con cannabis, derretida
- » 1 manzana

EQUIPO

- » Tazón
- » Cuchara
- » Sartén de hierro fundido o plato pequeño

INSTRUCCIONES

- » Combinar la mezcla de bizcocho con la mantequilla y mezclar bien.
- » Cortar la manzana en rebanadas de un cuarto de pulgada o menos de grosor. Colocar las rebanadas de manzana en la sartén de hierro fundido de manera tal que cubran el fondo.
- » Volcar la mezcla de bizcocho con mantequilla infusionada encima de las manzanas.
- » Hornear a 375°F por 20 minutos.

Ingredientes

- » ½ taza de mantequilla infusionada con cannabis
- » 3 dientes de ajo picados
- » 1 cucharada de sal de ajo
- » 2 cucharadas de perejil picado
- » 1 cucharada de aceite de oliva
- » 1 libra de pan

Equipo

- » Plato pequeño
- » Cuchara y brocha
- » Molde de hornear
- » Papel de aluminio
- » Cuchillo

Instrucciones

- » Cubrir el molde con papel de aluminio.
- » Precalentar el horno a 400°F.
- » Mezclar la mantequilla infusionada con el cannabis, el perejil, la sal, el aceite de oliva y el ajo picado en un plato pequeño.
- » Cortar el pan a lo largo para abrirlo como un libro.
- » Con la brocha o una cuchara, untar la mezcla de mantequilla, perejil, aceite de oliva y ajo en el interior del pan.
- » Colocar el pan en el molde y hornear de 15 a 20 minutos, con cuidado para que no se queme.
- » Si sale muy seco, añadir más mantequilla regular cuando se termine de hornear.
- » Servir inmediatamente.

Ingredientes

- » 3 cucharadas de azúcar granulada
- » 3 cucharadas de harina
- » 1 ½ cucharada de cacao en polvo sin azúcar
- » 1 pizca de sal
- » 1 ½ cucharada de aceite de coco o mantequilla infusionada con cannabis
- » 3 cucharadas de leche
- » ¼ cucharadita de extracto de vainilla
- » Opcional: helado, crema batida, azúcar en polvo, *chocolate chips*

Equipo

- » Taza de cerámica de 12 oz. a 16 oz. apta para microondas
- » Cuchara

Instrucciones

- » Mezclar la harina, la sal, el cacao y el azúcar en la taza.
- » Añadir el aceite de coco o la mantequilla infusionada con cannabis, la leche y el extracto de vainilla.
- » Mezclar bien con cuchara hasta que la masa quede suave.
- » Colocar la taza en el microondas y cocinar en potencia alta por 90 segundos o hasta que esté cocida.
- » Dejar que la taza se enfríe unos minutos antes de añadir los ingredientes opcionales.

Vainilla	*Chocolate chips*
» ¼ taza + 2 cucharadas de harina » 2 cucharadas de azúcar granulada » ¼ cucharadita de levadura en polvo » ⅛ cucharadita de sal » ¼ taza + 2 cucharadas de leche entera » ½ cucharada de extracto de vainilla » 2 cucharadas de mantequilla infusionada con cannabis, derretida	» 4 cucharadas de harina » 2 cucharadas de azúcar morena » ¼ cucharadita de polvo de hornear » 3 cucharadas de leche » ⅛ cucharadita de vainilla » ½ cucharada de aceite de coco infusionado con cannabis » 2 cucharadas de chispas de chocolate semidulce
Guineo » 4 cucharadas de harina » 2 cucharadas de azúcar morena » ¼ cucharadita de polvo de hornear » 3 cucharadas de leche » ⅛ cucharadita de vainilla » ½ cucharada de aceite de coco infusionado con cannabis » 2 cucharadas de chispas de chocolate semidulce	***Crema de avellanas con chocolate*** » ¾ taza de crema de avellanas con chocolate infusionado con cannabis » ¼ taza de harina » 2 huevos
La potencia dependerá de la infusión del aceite o de la mantequilla.	

GALLETAS DE S'MORES » Caja de mezcla de bizcocho de chocolate » Malvaviscos pequeños (*marshmallows*) » Galletas *graham* » 2 huevos » ½ taza de aceite de coco o de oliva infusionado con cannabis	***GALLETAS DE FRESA Y CREMA*** » Caja de mezcla para bizcocho de fresa » Trozos de fresas » ½ taza de queso crema » 2 huevos » 1/2 taza de aceite de coco o de oliva infusionado con cannabis
GALLETAS DE RED VELVET » Caja de mezcla para bizcocho *red velvet* » Chispas de chocolate blanco » 2 huevos » ½ taza de aceite de coco o aceite de oliva infusionado con cannabis	***EQUIPO*** » Tazón » Espátula » Cuchara para medir » Papel de cera » Molde de hornear

INSTRUCCIONES

» Precalentar el horno a 355°F.

» Mezclar la harina de la caja con los demás ingredientes y el aceite infusionado con cannabis.

» Hacer bolitas de masa usando la cuchara de porciones y colocarlas en el molde.

» Hornear las galletas de 10 a 15 minutos.

» Dejar que se enfríen antes de servir.

La potencia dependerá de la infusión del aceite o de la mantequilla.

II. Postres y meriendas

Ingredientes

» 1 taza de mantequilla	» 1 ½ taza de azúcar granulada
» ½ taza de *chocolate chips*	» ¾ taza de azúcar morena
» ½ taza de chocolate infusionado con cannabis	» 3 huevos
» 1 ¼ taza de harina	» 1 cucharada de vainilla
» ⅓ taza de cacao en polvo	» 1 cucharadita de sal

Esta receta también se puede preparar con mantequilla infusionada en vez de chocolate. Sustituir el chocolate infusionado por *chocolate chips* y la mantequilla regular por mantequilla infusionada.

Equipo

- Tazón apto para microondas
- Cuchara de madera
- Molde para hornear de 8”x8” o de 9”x9”
- Papel de cera
- *Spray* de cocina

Procedimiento

- Mezclar la mantequilla, los *chocolates chips* y el chocolate infusionado con cannabis.
- Colocar en el microondas y calentar en alta potencia de 1.30 a 2 minutos.
- Dejar en reposo durante 3 minutos para que el chocolate se derrita. Calentar por tiempo adicional si es necesario. Luego mezclar bien.
- Precalentar el horno a 350˚F.
- Añadir el azúcar granulada, el azúcar morena, la sal y la vainilla. Mezclar bien.
- Añadir los huevos. Mezclar bien.
- Añadir la harina y el cacao en polvo. Mezclar bien.
- Cubrir el molde de hornear con *spray* de cocina. Cubrir molde con papel de cera para prevenir que la mezcla se pegue. Cubrir papel de cera con spray de cocina.
- Verter la mezcla de *brownie* en el molde. Hornear de 35 a 40 minutos.
- Dejar enfriar antes de cortar o servir.

INGREDIENTES

» 1 ¼ taza de harina » 1 ½ taza de harina *self rising* » ½ taza de mantequilla infusionada con cannabis a temperatura ambiente » ¼ taza (½ barra) de mantequilla regular a temperatura ambiente » 4 oz (½ paquete) de queso crema a temperatura ambiente	» 2 tazas azúcar granulada » 4 huevos » 1 taza leche entera » 3 cucharaditas de extracto de vainilla o almendra » 1 taza de pasta de guayaba » 2 cucharadas de jugo de limón

EQUIPO

» Tazón
» Batidora manual
» Horno
» Molde para *cupcakes* y vasitos de papel

INSTRUCCIONES

» Preparar el relleno de guayaba. Derretir la pasta de guayaba con el jugo de limón y mezclar bien.
» Precalentar el horno a 375˚F.
» Preparar el molde de *cupcakes* colocando los vasitos de papel en cada hueco.
» Mezclar la mantequilla con el queso y el azúcar.
» Añadir los huevos uno a uno.
» Añadir la harina poco a poco, batiendo para evitar que se formen grumos.
» Añadir la leche y la vainilla y mezclar bien.
» Verter la mezcla en los moldes para *cupcakes*, llenándolos ¾ partes.
» Colocar la guayaba encima de la mezcla de *cupcakes,* en cada uno de los moldes.
» Mezclar la guayaba con el *cupcake* con un palito chino o palito de dientes.
» Bajar la temperatura del horno a 350˚F y hornear 20-25 minutos.
» Esperar al menos 20 minutos antes de comer.

La receta rinde para 18-24 *cupcakes* dependiendo del tamaño del molde.

Ingredientes

- 2 huevos
- ½ taza de crema de avellanas infusionada con cannabis medicinal; se compra en dispensarios

Equipo

- Espátula o cuchara
- Tazón y platos
- Tazas de *soufflé* pequeñas, resistentes al horno

Instrucciones

- Precalentar el horno a 375˚F.
- Separar las yemas de las claras.
- Batir las claras hasta que estén espumosas.
- Mezclar la yema con la crema de avellana infusionada con cannabis.
- Añadir la claras.
- Verter la mezcla en tazas para *soufflé*. Hornear de 15 a 18 minutos.

La receta es de una porción.

Ingredientes

- 1 ½ taza de frutas frescas o congeladas
- 1 taza de agua
- 1 taza de *simple syrup* infusionado con cannabis

Equipo

- Licuadora
- Molde de paletas

Instrucciones

- Licuar el sirope y las frutas.
- Añadir el azúcar, la miel y el agua.
- Verter la mezcla en un molde de paletas. Se puede colar la pulpa o añadir pedacitos de fruta a gusto.
- Congelar por 6 horas antes de servir.

La receta rinde 3 ½ tazas. Las porciones dependen del tamaño del molde de las paletas.

Ingredientes

- 1 taza de crema espesa infusionada con cannabis
- 1 taza de crema espesa
- 1 lata leche condensada
- 1 taza de galletas de chocolate rellenas de crema (estilo *cookies and cream*)

Equipo

- Plato
- Batidora manual
- Envase de plástico con tapa
- Bolsa *ziploc* grande
- Cuchara de madera

Instrucciones

- Separar las galletas de la crema y colocar en dos platos distintos.
- Poner las galletas de chocolate en una bolsa *ziploc*, remover el aire y sellar. Con una cuchara de madera o un rodillo, triturar las galletas hasta que queden pulverizadas.
- Combinar las galletas con la leche condensada y batir.
- Aparte, batir la crema espesa hasta que salgan picos con cuidado de no cortarla.
- Añadir la leche condensada y las galletas de chocolate poco a poco sin dejar de batir.
- Verter en un envase plástico.
- Congelar por 8 horas antes de servir.

Ingredientes

- » 2 tazas de crema espesa
- » 1 lata de leche condensada
- » ¼ taza de polvo de cacao sin azúcar
- » ½ taza de mantequilla de avellana infusionada con cannabis
- » 1 taza de *brownies* picaditos o cualquier bizcocho.

Equipo

- » Plato
- » Batidora manual
- » Envase de plástico con tapa
- » Cuchara de madera

Instrucciones

- » Batir la crema espesa hasta que salgan picos con cuidado de no cortarla.
- » Añadir la leche condensada fría poco a poco sin dejar de batir.
- » Añadir el cacao y la mantequilla de avellanas infusionada con cannabis, y mezclar bien.
- » Verter la mitad de la mezcla en el envase de plástico.
- » Colocar los *brownies* picaditos encima, verter el resto de la mezcla y de los *brownies* encima.
- » Congelar por 8 horas antes de servir.

INGREDIENTES

» 6 cucharadas de mantequilla de maní infusionada con cannabis

» 1 bolsa de *chocolate chips*

» 6 cucharadas de azúcar en polvo

EQUIPO

» Molde de *cupcakes* de 6 hoyos.

» Vasitos de papel para *cupcakes*.

» Platos de sopa aptos para microondas.

» Microondas.

INSTRUCCIONES

» Preparar el molde de hornear colocando un vasito de papel para *cupcakes* en cada hoyo.

» Derretir media bolsa de *chocolate chips* en el microondas, de 1 a 2 minutos.

» Mezclar el azúcar en polvo con la mantequilla de maní infusionada hasta que espese.

» Colocar media pulgada de chocolate derretido en cada hoyo del molde, añadir una cucharada de la mezcla de mantequilla de maní infusionada con el azúcar y el chocolate.

» Refrigerar por 6 horas antes de servir.

Cada *peanut butter cup* tendrá la potencia igual a 1 cucharada de la infusión de mantequilla de maní. Mantener refrigerado en un contenedor. Dura hasta 1 mes en la nevera y hasta 3 meses en el congelador.

Ingredientes

- » 1 taza de azúcar
- » ½ taza de mantequilla infusionada con cannabis
- » ½ taza de crema espesa
- » ½ cucharadita de sal marina

Equipo

- » Cacerola grande
- » Frasco de cristal pequeño con tapa

Instrucciones

- » Derritir el azúcar a fuego medio-bajo hasta que alcance un color ámbar dorado. No revolver el azúcar sino mover la cacerola, con cuidado de no quemar.
- » Agregar la mantequilla hasta que se derrita.
- » Añadir la crema y dejar hervir durante 1 minuto.
- » Salpimentar y retirar del fuego.
- » Dejar enfriar antes de verter en un frasco.
- » Dura hasta 2 semanas meses en la nevera.

INGREDIENTES

» Mezcla de *cookie dough*

» Caramelo infusionado con cannabis medicinal o cannamelo

EQUIPO

» Bandeja para hornear

» Cucharas de medir

INSTRUCCIONES

» Tomar 1 ½ cucharada *cookie dough* y hacer una bolita.

» Rellenarla con media cucharada de cannamelo.

» Colocar las bolitas en una bandeja para hornear cubierta con papel de cera y hornear a 355° F por 15 minutos.

» Deje enfriar antes de servir.

III. Desayunos

INGREDIENTES

» 1 cabeza de coliflor	» 1 cucharadita de ajo en polvo
» 6 huevos grandes	» 1 cucharadita de orégano
» ½ taza de queso parmesano rallado	» 1 pizca de sal
» 1 cucharada de aceite de oliva infusionado	» 1 pizca de pimienta o adobo
Toppings a gusto: Tocineta, tomates, queso *cheddar*, albahaca, cebolla, *mozzarella*, setas, espinacas, papas, jamón, etc.	

EQUIPO

- Rallador
- Tazón apto para microondas
- Molde para *muffins* o *cupcakes*
- Gasa para colar (*cheesecloth*)

INSTRUCCIONES

- Rallar la cabeza de coliflor y colocar en el tazón.
- Calentar el coliflor en microondas, en alta potencia por 5 minutos.
- Colar el coliflor para exprimir toda el agua y devolver el coliflor al tazón.
- Precalentar el horno a 375˚F.
- Añadir el aceite de oliva infusionado con el cannabis, la sal, la pimienta, el orégano, el ajo, los 2 huevos y el queso parmesano y mezclar bien.
- Verter en el molde de *cupcakes* y hornear por 25 minutos.
- Batir 4 huevos grandes.
- Añadir la mezcla de huevos y toppings a cada vasito.
- Hornear de 15 a 20 minutos.

Ingredientes

- » 2 huevos
- » 2 lascas de pan club blanco o integral
- » 1 cucharada de mantequilla infusionada de cannabis
- » 4 lascas de tocineta
- » Sal y pimienta (o adobo) a gusto

Equipo

- » Molde de hornear
- » Papel de cera
- » Plato pequeño
- » Copa de vino o vaso de cristal.

Instrucciones

- » Cocinar las lascas de tocineta.
- » Precalentar el horno a 350°F y cubrir el molde con el papel de cera.
- » Hacer un hueco en el centro del pan y descartar el círculo interior.
- » Untar mantequilla por un lado del pan y colocarlo sobre el molde, añadirle la tocineta en forma de X para cubrir el hueco.
- » Volcar el contenido de un huevo crudo en el hueco del pan.
- » Hornear de 8 a 10 minutos o hasta que la clara del huevo se ponga blanca.

Ingredientes

- 1 manzana
- 2 cucharadas de mantequilla de maní o crema de avellanas infusionada con cannabis
- Cereal o granola

Equipo

- Cuchillo
- Descorazonador de manzanas

Instrucciones

- Remover el corazón de la manzana y cortarla para que los pedazos parezcan una letra "O".
- Untar mantequilla de maní o crema de avellanas infusionada sobre las rebanadas de manzana.
- Empanar los trozos de manzana con el cereal o la granola.

IV. Almuerzos y cenas: platos fuertes

INGREDIENTES

DE PLÁTANO	*DE PANA*
» 3 o 4 plátanos maduros.	» 1-2 libras de pana
» ½ taza de mantequilla infusionada con cannabis.	» 4 cucharadas de mantequilla infusionada con cannabis
» Mantequilla regular a gusto para ajustar consistencia.	» ½ cucharaditas de sal
» 1 libra de picadillo (carne, pollo o sustituir por queso *mozzarella* o *cheddar).*	» 1 huevo
» Sal	» 1-2 cucharadas de harina de trigo
» ½ taza de queso parmesano rallado	» 1 libra de picadillo de carne (o pollo), cocido o sustituir por *mozzarella*, *cheddar* o *gouda.*
» ¼ taza de harina	» Sal
	» Caldo de pollo

EQUIPO

» Pilón

» Cacerola

» Molde de hornear

» Plato de sopa

INSTRUCCIONES

» Hervir los plátanos en agua con sal o la pana, en caldo de pollo, escurrirlos y secarlos.

» Majar y mezclar con la mantequilla infusionada y el resto de los ingredientes (excepto el relleno) hasta formar una masa.

» Enfriarla en la nevera por lo menos 2 horas.

» Hacer las bolitas con una cuchara para que salgan del mismo tamaño. Puede usarse harina en las manos para evitar que la masa se pegue.

» Rellenarlas con picadillo o queso.

» Pasarlas por la harina para que queden completamente cubiertas (empanadas).

» Enfriarlas en la nevera por lo menos 1 hora antes de freír.

» Freírlas en aceite caliente hasta que estén doradas.

» La masa se puede congelar y dura hasta 6 meses.

INGREDIENTES

- 2 cucharadas de mantequilla infusionada con cannabis
- 2 dientes de ajo machacados
- 1 cucharada de perejil picado
- 6 setas *portobello* grandes, sin tallo, lavadas y secadas
- 6 bolas de queso *mozzarella* fresco, en rebanadas finas
- 1 taza de *grape tomatoes* en rebanadas finas
- Albahaca fresca, para decorar
- ¼ taza de vinagre balsámico
- 2 cucharaditas de azúcar morena

EQUIPO

- Bandeja de hornear
- Papel de cera
- Cuchara o brocha
- Plato apto para microondas
- Cacerola pequeña

INSTRUCCIONES

- Mezclar el azúcar morena y el vinagre balsámico en una cacerola a fuego alto. Cuando comience a hervir, reduzca a fuego lento hasta que la mezcla se espese y se convierta en un glaseado.
- Precalentar el horno a fuego alto.
- Colocar las setas en la bandeja para hornear al revés, como si fueran platos para rellenar.
- Combinar la mantequilla infusionada con cannabis, el ajo y el perejil en un plato pequeño y derritir en el microondas de 30 a 45 segundos.
- Con la cuchara o brocha, cubrir el interior de las setas con el aceite infusionado de cannabis y el ajo.
- Rellenar las setas con la *mozzarella* y el tomate.
- Hornear por 8 minutos.
- Sacar del horno y volcar la reducción balsámica sobre las setas.

Ingredientes

- » 2 latas de garbanzos
- » 1 taza de agua
- » ½ taza de mantequilla infusionada de cannabis.
- » ½ taza de jamón de cocinar picado
- » 3 chorizos picaditos
- » ½ taza de calabaza picada
- » ½ taza de papas picadas
- » 2 cucharadas de sofrito
- » ½ taza salsa de tomate
- » 2 hojitas de recao

Equipo

- » Cacerola grande

Instrucciones

- » Mezclar todos los ingredientes en una cacerola y colocar sobre fuego mediano en la estufa hasta que espesen.
- » Servir caliente.

INGREDIENTES

Para la masa	*Para el relleno*
» 1 taza de agua » ¾ taza de mantequilla infusionada » 2 ¾ tazas de harina » 2 cucharaditas de sal	» 1 libra de carne molida » 1 taza de tocino » ½ taza de cebolla » ¼ de taza de salsa de tomate » 2 cucharadas de ajo molido » 1 cucharada de sal » 1 cucharada de orégano » 1 cucharada de aceite vegetal

INSTRUCCIONES

Para la masa	*Para el relleno*
» Mezclar y calentar el agua y la mantequilla infusionada hasta que se derrita. » Añadir la harina y la sal poco a poco, hasta que se forme la masa. » Sacarla de la cacerola, envolverla en celofán y enfriarla en la nevera 3 horas antes de preparar las empanadillas.	» En una cacerola sofreír las cebollas, el tocino y el ajo en el aceite vegetal hasta que el tocino se dore y las cebollas se caramelicen. » Sacar el tocino y la cebolla y guardar aparte. En la misma cacerola añadir carne molida, sal y orégano. Cocinar a fuego medio.

PREPARACIÓN DE EMPANADILLAS

- » Tomar porciones de masa del tamaño del puño y hacer bolitas.
- » En una superficie plana, esparcir un poco de harina y con un rodillo aplanar la bolita hasta alcanzar el grosor deseado de la empanadilla.
- » Utilizando un plato de sopa pequeño como guía, cortar un círculo de masa.
- » Rellenar cada empanilla y cerrar en forma de media luna y sellar el borde con un tenedor.
- » Precalentar el horno a 400°F y hornear de 20 a 25 minutos.
- » Dura hasta 6 meses en el congelador.

INGREDIENTES

- 1 lata de 10 oz. de sopa de cebolla francesa enlatada
- 1 lata de 10 oz. de consomé
- ¼ de libra de *pancetta* o tocineta
- 1 taza de arroz
- ¼ de mantequilla infusionada con cannabis

EQUIPO

- Cacerola

INSTRUCCIONES

- Derretir la mantequilla infusionada con cannabis. Añadir la *pancetta* y cocinar hasta dorar.
- Añadir la sopa de cebolla y el consomé. Hervir por 5 minutos.
- Añadir el arroz y mezclar bien. Hervir por 10 minutos.
- Tapar la cacerola y cocinar a fuego lento de 20 a 25 minutos o hasta que el arroz absorba el líquido.

Rinde para 4 porciones.

V. Bebidas

INGREDIENTES

- 1 lata de crema de coco (15 oz.)
- 1 ¼ taza de jugo de piña
- ¼ taza de *simple syrup* infusionado con cannabis
- Hielo a gusto

EQUIPO

- Licuadora

INSTRUCCIONES

- Licuar la crema de coco, el *simple syrup* y el jugo de piña.
- Añadir hielo hasta que adquiera la consistencia deseada.
- Servir inmediatamente.
- Dura 1 mes en la nevera.

Rinde 3 vasos, dependiendo de la cantidad de hielo.

INGREDIENTES

- 2 tazas de frutas picadas. Recomendamos usar sandía, uvas, piña, kiwi, naranjas, manzanas, fresas, cerezas, entre otras.
- 1 taza de jugo de parcha
- ½ taza de jugo de acerola
- ½ taza de jugo de piña
- ½ taza de jugo de manzana
- 3 limones rebanados
- 1 botella de jugo de uva blanca efervescente (*Welch's Sparkling Non-Alcoholic White Grape Juice Cocktail*)
- 2 tazas de soda con sabor a limón (*7up*, *Sprite* o *Ginger ale)*
- ¼ taza de jugo de limón fresco
- ½ taza de *simple syrup* infusionado con cannabis

EQUIPO

- Jarra grande con capacidad de al menos medio galón (8 tazas)
- Cuchara

INSTRUCCIONES

- Mezclar el jugo de uva blanca, las frutas picadas, todos los demás jugos, la soda de limón (o *Ginger ale*) y el *simple syrup* infusionado con cannabis.
- Colocar en el refrigerador hasta el día siguiente para que los sabores se acentúen y las frutas absorban el jugo.
- Servir frío con hielo.
- Dura 1 mes en la nevera.

DE FRESA	*DE COCO*
» ½ taza de jugo de limón fresco » ¾ taza de fresas » ¼ taza de azúcar granulada » ¼ taza de *simple syrup* infusionado con cannabis » 2-3 tazas agua » Hielo a gusto	» 3 tazas de agua de coco* » ½ taza de jugo de limón » ½ taza de *simple syrup* infusionado con cannabis » Hielo a gusto

EQUIPO

- Jarra mediana

INSTRUCCIONES

- Mezclar todos los ingredientes en la jarra. En la limonada de fresa, machacar la fruta con el azúcar granulada antes.
- Servir frío con mucho hielo.
- Dura 1 mes en la nevera.

Rinde de 3-4 tazas de limonada dependiendo de la cantidad de agua añadida.

VI. Adaptaciones de recetas típicas puertorriqueñas

INGREDIENTES

» 3-7 gr. de cannabis medicinal descarburado
» 2 latas de leche de coco (13.5 oz. x 2 = 27 oz.)
» 2 latas de leche condensada (14 oz. x 2 = 28 oz.)
» 2 latas de crema de coco (15 oz. x 2 = 30 oz.)
» 2 tazas de ron de coco (16 oz.)
» Canela a gusto
» Clavo de olor a gusto
» ¼ cucharada de esencia de vainilla

EQUIPO

» Olla grande
» Mezcladora eléctrica o de baterías
» Botellas de cristal

INSTRUCCIONES

» Mezclar la leche de coco con el cannabis descarburado, la canela, los clavos y la vainilla.
» Calentar a fuego medio-alto por 10 minutos, con cuidado de no hervir.
» Tapar la olla y poner a fuego lento por 60 minutos.
» Colar, remover el cannabis y los clavos, y dejar enfriar la leche.
» Añadir el resto de los ingredientes y mezclar bien con la batidora.
» Embotellar y enfriar en la nevera al menos por 4 horas.

Receta rinde 25 porciones de 4 oz.

» 3 gr. de flor de 20% de THC, la potencia aprox. = 13 mg. de THC por porción
» 5 gr. de flor de 20% de THC, la potencia aprox. = 23 mg. de THC por porción
» 7 gr. de flor de 20% de THC, la potencia aprox. = 30 mg. de THC por porción

Ingredientes

- 9 cucharadas de mantequilla infusionada con cannabis
- ½ taza de manteca vegetal (113 gr.)
- ¾ taza de azúcar (156 gr.)
- 2 ¼ de tazas de harina (288 gr.)
- 1 cucharadita de extracto de vainilla o almendra
- 1 pizca de sal
- Opcional: Pasta de guayaba picada en trozos, chocolate, chispas de colores

Equipo

- Tazón
- Cuchara grande de madera
- Papel de cera
- Bandeja de hornear

Instrucciones

- Precalentar el horno a 350°F.
- Mezclar la mantequilla infusionada con la manteca vegetal.
- Añadir la harina, el azúcar, la sal y el extracto.
- Hacer las bolitas con la cuchara y añadir los ingredientes opcionales.
- Recomendamos cubrir la bandeja con el papel de cera para evitar adhesión.
- Colocar las bolitas y aplastarlas un poco para darle forma.
- Hornear de 18 a 20 minutos.

Ingredientes

- 1 taza de leche de coco infusionada con cannabis
- 3 tazas de leche de coco regular
- 1 taza de azúcar
- ½ taza de maicena
- 1 pizca de sal
- 1 cucharada de clavo de olor
- 3 palitos de canela
- Canela para espolvorear
- 1 cucharadita de extracto de coco
- 1 cucharadita de extracto de vainilla

Equipo

- Batidora
- Tazón
- Cacerola
- Platos pequeños de aluminio con tapa u otro para envasar

Instrucciones

- Hervir la leche de coco regular con los clavos y los palitos de canela por 10 minutos. Poner a fuego lento por 20 minutos. Colar y descartar clavos y canela. Dejar que se enfrie la leche.
- Mezclar la leche de coco regular y la leche de coco infusionada, el azúcar y la sal.
- Añadir la maicena poco a poco y batirla continuamente para evitar los grumos.
- Añadir el extracto de coco y vainilla. Batir bien la mezcla hasta espesar.
- Verter en platitos o contenedores.
- Colocar en la nevera por al menos 8 horas antes de servir.
- Dura 3 meses en la nevera.

Rinde de 5 a 6 tazas.

Ingredientes

- » 1 ½ taza de leche evaporada
- » 1 taza de leche de coco infusionada con cannabis medicinal
- » ½ taza de harina de arroz
- » ½ taza de azúcar granulada
- » ¼ cucharadita de sal
- » 1 ramita de canela
- » Cáscara de limón o de naranja
- » 1 cucharada de mantequilla
- » Canela en polvo para la decoración (opcional)

Equipo

- » Cacerola mediana
- » Cuchara
- » Platos pequeños de aluminio con tapa u otro para envasar

Instrucciones

- » Mezclar la leche evaporada, la leche de coco infusionada, la harina de arroz, la sal, el azúcar, la ramita de canela y la cáscara en una cacerola mediana.
- » Calentar a fuego medio, revolviendo hasta que comience a hervir.
- » Reducir a fuego a bajo y añadir la mantequilla.
- » Retirar la cacerola del fuego, descartar la canela y la cáscara.
- » Verter la mezcla en platos pequeños de aluminio
- » Espolvorear con canela antes de servir.
- » Dura 1 mes en la nevera.

Rinde 3 ½ tazas.

Ingredientes

- 1¾ tazas de arroz grano mediano
- 1 taza de azúcar blanca
- ½ taza de azúcar negra
- 1 lata de leche evaporada
- 1 ½ taza de leche de coco infusionada con cannabis
- 1 lata de crema de coco
- 3 tazas de agua
- Sal a gusto
- 1 cucharadita de extracto de vainilla
- Pasas
- Canela en polvo

Ingredientes para el té

- 4 palitos de canela / 1 cucharada de clavos / 1 taza de agua

Instrucciones

- Verter el arroz en un tazón con agua y dejarlo por lo menos 3 horas y media, y colarlo.
- Preparar el té hirviendo los clavos, la canela y una taza de agua en una cacerola por 10 minutos. Taparla y bajar la temperatura por 30 minutos. Colarlo, descartar la canela y los clavos.
- Mezclar el té y el arroz remojado en otra olla.
- Añadir 3 tazas de agua, la leche evaporada, la leche de coco infusionada, el azúcar, la crema de coco y la sal.
- Colocar la olla en la estufa a fuego medio-bajo, removiendo ocasionalmente hasta que el arroz termine de cocinarse.
- Endulzar a gusto.
- Apagar el fuego, añadir las pasas y el extracto de vainilla. Mezclar bien.
- Colocar la mezcla en envases, espolvorear con canela y colocar en la nevera para servir frío.
- Dura 3 meses en la nevera.

Rinde de 5 a 6 tazas.

Esta receta típica puertorriqueña no usa grasas ni lácteos infusionados con cannabis. Por lo tanto, utilizaremos el aceite concentrado que venden los dispensarios en forma de jeringuillas, que nos permite usar una medida exacta de la potencia deseada en cada porción.

INGREDIENTES

» 1 pote de *Cheez Whiz* (queso de untar) de 8 oz.

» 1 lata de jamonilla de cerdo

» 1 lata de pimiento morrón, con su jugo

» 4 oz. de queso crema (medio paquete)

» Pan blanco de *sandwich*, rebanado

EQUIPO

» Licuadora o procesadora de alimentos

» Cuchillo de mesa

INSTRUCCIONES

» Colocar el *Cheez Whiz*, la jamonilla, el contenido de la lata de pimiento morrón y el queso crema en la licuadora. Procesar hasta lograr una mezcla homogénea.

» Mezclar con el aceite concentrado de cannabis, según la potencia deseada.

» Refrigerar la mezcla durante al menos 6 horas.

» Preparar *sandwiches* con la mezcla.

» Dura 3 días en la nevera.

Ingredientes

» 2 tazas de leche de coco infusionada con cannabis
» 1½ taza de jugo de piña
» Azúcar o miel a gusto
» ½ taza piña triturada
» Coco rallado a gusto

Equipo

» Licuadora
» Vasitos plásticos medianos o pequeños
» Congelador

Instrucciones

» Licuar todos los ingredientes.
» Verter la mezcla en vasitos de plástico.
» Congelar un mínimo de 6 horas.
» Dura 6 meses en el congelador.

La receta rinde 3 ½ tazas.

Coco » 1 lata de crema de coco » 2 tazas de leche de coco infusionada » 1 lata leche evaporada » Azúcar a gusto » 1 cucharadita de vainilla » Canela en polvo a gusto » 1 taza de agua » Coco rallado a gusto	***Maní*** » 2 tazas de crema espesa o *half & half* » 1 taza de mantequilla de maní infusionada » Azúcar a gusto » 1 cucharadita de vainilla o almendra » ½ taza de maní picado
Mangó » 2 tazas de mango picado » 1 taza de jugo de mangó » 1 taza de *simple syrup* infusionado » Agua a gusto » Azúcar a gusto	***Pistacho*** » 1 ½ tazas de leche » 1 taza de leche infusionada » 1 cajita *pudding* de pistacho en polvo (3 oz.) » 1 taza de agua » Azúcar a gusto » Pistachos picados a gusto
Parcha » 1 taza de pulpa de parcha » 1 taza de jugo de parcha » 2-3 tazas de agua » 1 taza de *simple syrup* infusionado	***Nutella*** » 2 tazas de crema espesa o *half & half* » 1 taza de mantequilla de avellanas infusionada » Azúcar a gusto » 1 cucharadita de vainilla o almendra » ½ taza de maní picado

IV. Recetas Para Pacientes con Restricciones Dietéticas

INGREDIENTES

- » ¼ taza de harina sin gluten
- » ½ cucharadita de levadura en polvo
- » 2 cucharadas de azúcar granulada
- » 1 huevo grande
- » 2 cucharadas de aceite de coco o mantequilla derretida con cannabis
- » 1 cucharada de leche
- » ¼ cucharadita de extracto de vainilla
- » Opcional: *frosting* de vainilla, helado, chispitas de colores

EQUIPO

- » Taza de cerámica con capacidad para al menos 8oz, apta para microondas
- » Cuchara

INSTRUCCIONES

- » Mezclar la harina, el polvo de hornear, el azúcar, la leche, la infusión y la vainilla en una taza hasta que la masa esté suave.
- » Cocinar en el microondas en alta potencia de 60 a 90 segundos.
- » Dejar que la taza se enfríe unos minutos antes de añadir los ingredientes opcionales.

La potencia dependerá de la cantidad de infusionada añadida.

Ingredientes

- 1 lb. de fresas fresas frescas
- ¼ taza de miel infusionada con cannabis

Equipo

- Licuadora
- Plato
- Envase de plástico

Instrucciones

- Remover las hojas y el corazón de las fresas y picarlas por la mitad.
- Congelarlas.
- Licuar las fresas y la miel.
- Verter la mezcla en un contenedor plástico y congelar por lo menos 8 horas antes de servir.
- Dura 6 meses en el congelador.

Ingredientes

- » 1 lata de habichuelas negras
- » 1 lata de habichuelas rosadas, rojas o blancas
- » 1 lata de garbanzos
- » 1 lata de maíz tierno
- » 1 tomate grande picado
- » 4 cucharadas de aceite de oliva infusionado con cannabis
- » 1 cebolla lila picada
- » ½ taza de nueces
- » Jugo de limón a gusto
- » 1 aguacate picado
- » Cilantrillo picado
- » Sal y pimienta

Equipo

- » Colador de alambre / tazón / plato pequeño

Instrucciones

- » Enjuagar bien las habichuelas, el maíz y los garbanzos.
- » Mezclar bien las habichuelas, el tomate, la cebolla, el aguacate, el maíz y los garbanzos.
- » Mezclar el aceite de oliva infusionado con el jugo de limón, la sal y pimienta.
- » Añadir el aceite de oliva infusionado, las nueces y el cilantrillo a los granos y mezclar bien.
- » Colocar en la nevera de un día para otro. Servir frío.
- » Recomendamos consumir como plato principal, acompañante o *dip*.
- » Dura 1 semana en la nevera.

INGREDIENTES

» ½ cebolla
» 1 papa
» 1 taza de zanahorias
» 1 batata mameya
» 7 oz. (½ lata) de leche de coco infusionada con cannabis
» 7 oz. (½ lata) de leche de coco
» Aceite de oliva
» Curri en polvo
» Sal y pimienta
» Agua

EQUIPO

» Olla grande
» Majador de papas

INSTRUCCIONES

» Pelar y picar las verduras en cubos.
» Sofreír la cebolla con aceite hasta que esté transparente.
» Añadir la zanahoria, la papa y la batata, y agregar agua hasta cubrir.
» Cocinar y colar.
» Majar en la olla.
» Añadir una lata de leche de coco, polvo de curry, sal y pimienta al gusto.
» Batir con una cuchara por varios minutos. Servir.
» Dura 1 semana en la nevera.

VIII. Ungüentos, cremas y otros remedios

Ingredientes

- 3 cucharadas de aceite de coco infusionado de cannabis (48 gr.). Utilizar la receta de aceite de coco infusionado, que rinde 10 mg. de THC por cucharada.
- 1 cucharada de otro tipo de aceite (oliva, aguacate, almendra o jojoba) (7 gr.)
- 2 cucharadas de cera de abejas *beeswax* (30 gr.)
- 1 cucharada de *shea butter* o *cocoa butter* (14 gr.)
- ½ cucharada de miel (7 gr.)
- 8 a 10 gotas de aceite esencial. Se recomienda vainilla, menta, limoncillo, china mandarina, lavanda, rosa o almendra dulce.

Equipo

- Contenedores (tubitos) para el bálsamo.
- Olla mediana o grande
- Olla pequeña (que quepa dentro de la otra olla)

Instrucciones

- Colocar el aceite de coco infusionado, el segundo tipo de aceite, la cera *beeswax*, la miel y el *shea butter* o *cocoa butter* en la olla pequeña para hacer un baño de maría.
- Calentar a fuego medio-bajo hasta que todos los ingredientes se derritan.
- Mezclar bien y añadir unas gotas de aceites esenciales.
- Colocar la mezcla en los contenedores plásticos, de metal o cristal antes que se endurezca.
- Dura 3 meses en la nevera y 9 meses en el congelador.

Ingredientes

- 1 taza de *shea butter* o *cocoa butter*
- ½ taza de aceite de coco puro
- ½ taza de aceite (oliva o coco) infusionado con cannabis
- ⅔ taza de pastillas de cera de abeja derretidas
- 75-100 gotas de lavanda u otro aceite esencial

Equipo

- Maquina de batir o batidora manual
- Tazón

Instrucciones

- Derretir la cera de abejas y el *shea butter* en el microondas.
- Mezclar todos los ingredientes en el tazón y batir.
- Colocar loción en un contenedor sellado. Enfriar por 1 hora antes de utilizar.

Rinde de 20 a 25 oz. Una porción del tamaño de un vellón es suficiente para ambos brazos.

Ingredientes

» 3 oz. de aceite de argán
» 3 oz. de aceite de aguacate
» 3 oz. aceite de jojoba
» 3 oz. aceite de coco infusionado con cannabis
» 45 gotas de aceites esenciales de lavanda, limoncillo o eucalipto

Equipo

» Tazón
» Cuchara de madera, plástico o silicona

Instrucciones

» Combinar los aceites y mezclarlos suavemente hasta homogeneizar.
» Añadir el aceite esencial y mezclar bien.
» Guardar en un recipiente sellado a temperatura ambiente.
» Evitar la exposición a temperaturas mayores de 85°-90°F y a la luz, ya que los aceites y los cannabinoides se deterioran.

Ingredientes

- 2 cucharadas de *pellets* de cera de abejas
- 1 cucharada de *shea butter*
- ½ taza de aceite de coco infusionado con cannabis
- ½ taza de aceite de árnica
- ⅔ taza de agua destilada
- 120 gotas de aceites esenciales de eucalipto, lavanda, pimienta negra o cedro.

Equipo

- Tazón
- Batidora manual
- Olla pequeña

Instrucciones

- Derretir la cera y el *shea butter* en el microondas, con cuidado de no quemar.
- Añadir todo los aceites y mezclar bien.
- Agregar el agua y calentar a fuego lento de 10 a 15 minutos.
- Mezclar con la batidora hasta emulsionar y dejar que se enfríe.
- Dura 2 semanas en un contenedor.

Primero que nada, debo agradecer a mi madre, quien siempre me ha dado su apoyo incondicional, incluso en las cosas que no necesariamente conoce o disfruta. Sin ella, yo no sería la mujer que soy. Te quiero, mami.

Segundo, a mi compañero de trabajo, Goodwin, y a su esposa Cynthia y a Janery. Ellos me inspiraron para combinar mis pasatiempos con el conocimiento adquirido en mi carrera profesional, que ha resultado en este libro. Estoy orgullosa y feliz de formar parte de la familia de Puerto Rico Legal Marijuana.

A René. Si no me hubieras asignado aquel proyecto en 2013 yo no estaría aquí. Gracias por tus consejos, asesorías y chistes charros.

Tercero, a las abuelas que tuve. Mi abuela Abi me cocinaba el desayuno, el almuerzo que llevaba en mi lonchera a la escuela y la cena. El gusto que tengo por la comida casera es, sin lugar a dudas, por ella, que además me enseñó a cocinar mi primer plato tradicional: *pepper steak* y arroz con cebollas. Y aunque a veces no se acuerde de quién soy, mi Abi siempre me echa la bendición.

Mi abuela Bella era una hábil maestra de la alta cocina, preparaba comida *gourmet* y no tenia miedo de experimentar ni de elaborar sus propias recetas. Lamentablemente, falleció antes de que yo tuviera interés en la cocina, pero recuerdo sus platos y heredé varios de sus libros de cocina, que contienen apuntes con su letra y hojas sueltas con sus propios inventos.

Alexandra M. Rodríguez Espinoza (San Juan, Puerto Rico, 1986) es abogada y vive con sus dos perritas, Chalupita y Oliva. Su práctica profesional es en derecho administrativo y cannabis medicinal, con enfoque en asesoría de cumplimiento. Actualmente forma parte del equipo de Puerto Rico Legal Marijuana, donde ofrece cursos de adiestramiento sobre cannabis, así como también asesoría legal a cultivadores, manufactureros y dispensarios. El amor por la cocina, herencia de sus abuelas, siempre fue su pasatiempo. Ellas le enseñaron a disfrutar del proceso y a experimentar cosas nuevas.

Índice

Made in the USA
Monee, IL
05 November 2026

67809026R00072